AF500779

DE LA LUTTE
CONTRE
LA TUBERCULOSE

Maladie populaire et sociale

CONFÉRENCE

FAITE

Au Cercle de l'Union Sociale de Compiègne

Le 26 Mars 1908

Par le Dr THÉRY

COMPIÈGNE
IMPRIMERIE DU PROGRÈS DE L'OISE
17, Rue Pierre-Sauvage, 17

1908

DE LA LUTTE

CONTRE

LA TUBERCULOSE

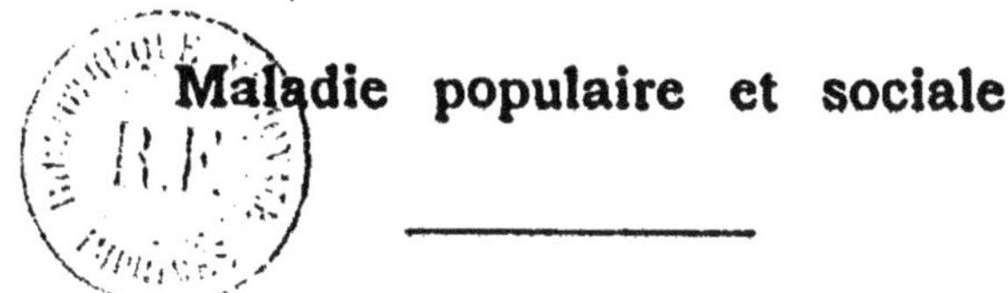

Maladie populaire et sociale

La lutte contre la tuberculose est ouverte dans le monde entier. Tous les savants, tous les hygiénistes sont d'accord sur les principes qui doivent la diriger. Mais pour que cette lutte soit féconde, il faut que l'opinion publique soit conquise.

En vous développant ce soir la question de la tuberculose, maladie populaire et sociale, j'espère vous en montrer tous les méfaits et vous faire comprendre qu'elle est un véritable fléau, contre lequel doivent se coaliser toutes les forces vives de la nation.

De la Mortalité par Tuberculose

Des statistiques, aussi exactes que possible, nous disent qu'en France, sur une population de 39 millions d'habitants, il y a 800.000 tuberculeux, et que chaque année il en meurt 150.000.

Si cette mortalité était concentrée sur une seule ville, c'est une cité comme Toulouse qui disparaîtrait chaque année. Si cette affection atteignait tout un département, ce seraient des départements comme le

Gard, le Morbihan, la Saône-et-Loire, qui seraient privés de leurs habitants.

A Paris, il meurt de tuberculose, par an, 12.000 à 13.000 personnes, environ 31 par 10.000 habitants. Les statistiques municipales nous montrent que chaque semaine pour 1.000 décès, moyenne ordinaire, 250, exactement le quart, sont dus à la tuberculose, et que cette mortalité est relativement plus élevée là où la population est plus dense, c'est-à-dire dans les quartiers de la périphérie habités par une population ouvrière.

En France, même inégalité de répartition, la tuberculose est plus répandue là où la population est plus tassée, là surtout où sévit l'alcoolisme, en Bretagne, par exemple.

La contagion est telle que la campagne, qui paraissait indemne jusque il y a un demi-siècle, est actuellement menacée de ce fléau.

J'ai eu la curiosité de consulter les statistiques des décès par tuberculose à Compiègne, durant les dix dernières années. Alors que de 1897 à 1907, la population n'augmentait que de 1.000 habitants, le chiffre des décès causés par la tuberculose passait de 32 en 1897 à 69 en 1907, c'est-à-dire faisait plus que doubler et donnait une proportion de 45 décès par tuberculose pour 10.000 habitants, chiffre voisin de celui de Paris qui est de 51.

En 1904, dans une thèse qu'il soutenait devant la Faculté de Paris : *la Tuberculose au Village*, M. Durosoy nous montre l'histoire d'un canton du département de l'Oise, le canton de Ribécourt. Ce canton a une mortalité tuberculeuse proportionnellement aussi grande que celle de Toulon et de Marseille. Dans ce canton, il existe il est vrai des filatures de coton, de chanvre, des fabriques de brosses et d'autres industries. A Marest-sur-Matz, où il y a une filature de chanvre, il meurt un tuberculeux pour 138 habitants.

A Ourscamp, où se trouve une fabrique de velours et de coton, il meurt un tuberculeux pour 141 habitants. Dans la commune de Bailly, où les habitants s'occupent à la fois de l'industrie et du travail des champs, il meurt un tuberculeux pour 270 habitants. Dans la commune de Tracy-le-Mont où il existe des fabriques de brosses, il meurt un tuberculeux pour 311 habitants. Dans les autres communes, pays de culture, on voit immédiatement la mortalité diminuer. A Carlepont, il meurt un tuberculeux pour 426 habitants, à Saint-Léger-aux-Bois, il en meurt un pour 535 et à Vandelicourt, il en meurt un seulement pour 621 habitants.

Ceci vous prouve bien que la tuberculose ne tient pas compte du climat champêtre pour se développer ; les conditions de terrain et de contagion régissent seuls et complètement sa distribution.

Cette contagion s'exerce dans toutes les agglomérations.

A l'*Ecole*, elle est banale, du moins à Paris, et les maitres paient le plus large tribut.

Dans l'*Armée*, en 1888, d'après les statistiques officielles, 5.48 pour 1.000 soldats moururent de tuberculose ou furent réformés pour la même cause. Cette perte fut de 9.48 en 1895, et de 8.01 en 1898.

Pour M. Kelsch, Médecin Inspecteur, l'armée reçoit plus de tuberculeux qu'elle n'en crée. Le changement de milieu, le surmenage, l'arrivée des recrues au début de l'hiver, favoriseraient l'éclosion d'une maladie jusque-là latente.

La *Marine*, elle-même, paie un large tribut à la tuberculose, alors qu'il semblerait que le climat marin dût au contraire en protéger nos soldats. Les espaces restreints qui servent à les abriter, expliquent la fréquence de la contagion. Sur 2.176 hommes réformés ou décédés en 1898, 635, soit 29 pour 100, étaient tuberculeux.

Dans les *Hôpitaux*, le personnel infirmier est très éprouvé. A l'Hôtel-Dieu de Paris, pendant une période de 24 années, 102 religieuses sont mortes dont 82 par tuberculose, soit plus de 80 0/0.

La tuberculose est du reste la terminaison banale de presque tous les malades chroniques hospitalisés.

M. Dislère a publié, en 1900, la statistique des décès par tuberculose dans les *Mines* du Nord et du Pas-de-Calais, en 1898 et 1899.

La mortalité générale fut de 73 pour 10.000 mineurs, 21 de ces décès furent causés par la tuberculose.

Durant la même période, dans la classe ouvrière ordinaire des mêmes départements, le taux de la mortalité par la même affection, fut de 42 pour 10.000 ouvriers.

Cette situation, presque privilégiée, des ouvriers mineurs, est due à leur grande propreté ; la plupart, en outre, habitent des logements salubres ; ils travaillent par petits chantiers isolés ; s'ils sont tuberculeux, et s'ils crachent sur le sol des galeries, leurs crachats tombent sur un terrain humide, et ne sont pas volatilisés comme dans les endroits secs.

Qu'est-ce que la Tuberculose ?

Ceci dit, voyons ce qu'est la tuberculose.

La tuberculose est une maladie infectieuse produite par un microbe spécial, et caractérisée par la production dans les organes de noyaux, rappelant la forme des tubercules que nous fournit le règne végétal.

Tuberculose ou phtisie ne sont pas synonymes ; la phtisie, c'est l'état de cachexie et de misère organique que l'on observe à la période ultime de la tuberculose.

La contagiosité de cette maladie avait été prouvée

dès 1865, par un savant français, le Dr Villemin, professeur au Val-de-Grâce ; et ce fut un savant allemand, Koch, qui, en 1882; découvrit le microbe, qu'on appelle pour cela le bacille de Koch.

Les microbes sont des végétaux inférieurs, appartenant à la classe des champignons. Ce sont des êtres infiniment petits, que l'on ne peut observer qu'au microscope et à un très fort grossissement, et se présentant sous des formes différentes.

Celui qui nous intéresse a la forme d'un bâtonnet long de 3 à 5 millièmes de millimètre.

Comme tous les microbes, il peut se cultiver hors de l'organisme, par exemple dans du sérum sanguin coagulé. On peut de cette façon voir quelles sont les conditions favorables à son développement, comment il vit et comment il agit sur l'organisme.

Ces détails, forcément sommaires, vous sembleront peut-être arides, mais je suis certain qu'ils vous permettront d'entrevoir ce que nous pouvons et ce que nous devons faire pour éviter la contagion, et détruire le microorganisme là où il se trouve.

Le bacille de Koch se cultive beaucoup mieux à l'obscurité qu'à la lumière, aussi a-t-on dit avec juste raison que la tuberculose était une maladie de l'obscurité.

La lumière solaire directement projetée sur une culture, et pendant un certain temps, tue le microbe ou du moins le rend très peu virulent.

La chaleur humide le tue également, à la condition de dépasser 85°, c'est-à-dire une température voisine du point d'ébullition de l'eau.

Voilà trois points que je vous prie de retenir, et qui nous seront d'une grande utilité dans la désinfection des habitations, des crachats et du lait souvent contaminé par la tuberculose.

Mais ce microbe ne se contente pas de vivre, il secrète encore des poisons, qui produisent chez les tuberculeux les symptômes généraux que l'on observe couramment : la fièvre, l'amaigrissement et les sueurs, et qui contribuent à la déchéance rapide de l'organisme.

Ces poisons constituent ce que l'on appelle la tuberline, qu'on isole des cultures en les filtrant pour les débarrasser des microbes.

Le bacille de Koch peut envahir tous les organes et y former des tubercules : Tels sont principalement les voies digestives (bouche, estomac, intestins), les séreuses (plèvre, péritoine, séreuses articulaires), le système nerveux (méninges et cerveau), la peau, les os, et enfin et surtout les voies respiratoires (larynx, bronches, poumons).

Quand on parle de tuberculose, on a surtout en vue la tuberculose pulmonaire et c'est de celle-ci que je vous entretiendrai.

Que fait le bacille une fois qu'il a envahi le poumon, et comment réagit l'organisme ?

Le corps humain, et partant les poumons, sont formés schématiquement par la réunion de petits éléments juxtaposés et rassemblés comme les pierres ou les briques dans un édifice, éléments microscopiques de forme variée suivant l'organe, auxquels on donne le nom de cellules.

Ces éléments baignent dans un liquide qui est chargé de les nourrir : le sang. Dans celui-ci, il y a encore des cellules, mais elles sont libres et entraînées par le courant, ce sont les globules rouges et les globules blancs. Ces derniers sont très mobiles, se faufilent partout, sortent même des vaisseaux et se réunissent là où se développe une irritation ou une inflammation.

Or, quand un bacille ou des bacilles de Koch, viennent s'installer dans une région des poumons, ils commencent par se multiplier, sans rien détériorer autour d'eux, mais comme il leur faut vivre, ils prennent bientôt l'offensive et attaquent les cellules aux dépens desquelles ils doivent vivre. Celles-ci s'enflamment, et c'est alors que les globules blancs dont je vous ai parlé tout à l'heure interviennent. Ces leucocytes, qu'on a justement appelés les gendarmes de l'organisme, se mobilisent, se réunissent pour lutter contre l'envahisseur. Ils tâchent de l'emprisonner et de le détruire en le digérant après l'avoir avalé. Cette victoire n'est remportée qu'au prix de grands efforts, et à la condition que les globules blancs soient vigoureux et les microbes peu virulents.

Malheureusement la défaite est fréquente, et le vainqueur s'installe.

Les leucocytes vaincus s'agglomèrent et forment une grosse cellule, autour de laquelle viennent se grouper les cellules pulmonaires enflammées. Les bacilles victorieux s'installent dans ce noyau qui est le follicule tuberculeux, et qui, se réunissant aux voisins, forment un tubercule.

S'il est des tubercules gros comme des grains de millet, il en est d'autres qui atteignent le volume d'un haricot, d'une noisette, voire d'un œuf.

Que deviennent ces tubercules ? Deux évolutions sont possibles.

Le plus souvent le tubercule se ramollit, c'est-à-dire qu'il se forme au centre une substance blanche et molle, et comme le ramollissement gagne bientôt toute l'épaisseur du tubercule, cette substance fluide ne tarde pas à s'ouvrir dans une bronche et à être expectorée. Le tubercule s'est ouvert, une caverne s'est formée.

Il se peut au contraire qu'il se forme à la périphérie du tubercule du tissu fibreux, qui envoie des filaments dans le tubercule et le transforme en un tissu de cicatrice ; telle est la façon de guérir.

Vous devez comprendre maintenant ce que veulent dire les termes : tuberculose ouverte et tuberculose fermée, que vous avez certainement lus dans les journaux, et dont l'explication vous échappait.

C'est dans le liquide des tubercules ouverts (abcès, tubercules pulmonaires, instestinaux, etc.) que se trouvent en grand nombre les bacilles de la tuberculose.

On a pu calculer qu'un tuberculeux pulmonaire, crachant seulement une fois par heure, expectorait plus de 7 millions de bacilles en 24 heures.

Vous pouvez donc être effrayés du danger que fait courir à son entourage un malheureux poitrinaire, qui ne prend pas la précaution d'éviter de cracher par terre.

Le microbe de la tuberculose ne se rencontre pas seulement chez l'homme ; les animaux qui vivent autour de nous peuvent devenir tuberculeux et le sont souvent, tels sont surtout le bœuf, les oiseaux, plus rarement le mouton, le cheval, le chien et la chèvre.

Koch avait prétendu que la tuberculose des animaux ne pouvait être inoculée à l'homme et inversement. Aujourd'hui tout le monde est d'accord pour reconnaître que Koch a commis une erreur, et que si le bacille de la tuberculose présente des caractères différents, suivant les animaux chez lesquels on l'observe, il peut, au contact de l'organisme humain, reprendre ses caractères habituels.

Comment devient-on tuberculeux ?

On devient tuberculeux de plusieurs façons, mais toujours par contagion ; il faut un microbe pour produire la tuberculose. et un terrain favorable sur lequel il puisse se développer.

Le crachat est le grand pourvoyeur de bacilles et l'inoculation de ce bacille se fait par 3 voies principales : la voie respiratoire, la voie digestive et la voie cutanée.

Le mécanisme en est simple.

Un tuberculeux crache par terre, son crachat se dessèche, les particules se mêlent aux poussières qui sont en suspension dans l'air et pénètrent dans les poumons, ou sont arrêtées dans la bouche pour être ensuite dégluties.

Le crachat humide est aussi dangereux ; à l'occasion de la toux, de la parole, la salive est pulvérisée et les particules très ténues suivent le même chemin que les poussières.

L'enfant jeune, qui joue le plus souvent sur le parquet ou sur les tapis des chambres, a la fâcheuse habitude de porter à la bouche ses doigts contaminés de poussières qu'il absorbe.

Les mouches qui se portent sur les crachats, entraînent avec leur trompe ou leurs pattes des bacilles qu'elles vont déposer sur les aliments, et qui s'y mêlent à ceux qui y auront véhiculés les poussières.

Il est, en outre du crachat, un autre mode de contamination, et sur lequel j'appelle toute votre attention, c'est l'inoculation par le lait ou la viande.

La vache est fréquemment tuberculeuse, et les lésions de la tuberculose se rencontrent surtout au niveau des pis. Vous concevez facilement que la contamination du lait est inévitable dans ces circonstances. Il est enfin démontré que chez les vaches atteintes de tuberculose pulmonaire, les bacilles peuvent passer directement dans le lait.

Cette fréquence de la tuberculose bovine est pour beaucoup de médecins, la principale cause de la tuberculose du jeune âge, alors que l'enfant ne se nourrit que de lait.

Enfin, il est assez fréquent de trouver dans la viande des animaux tuberculeux des noyaux tuberculeux.

Tels sont les modes les plus fréquents d'inoculation de la tuberculose, j'ai passé sous silence l'inoculation par la peau, qui est relativement rare.

Il ne suffit pas qu'un microbe s'installe dans un organisme pour y déterminer une infection, il lui faut un terrain favorable.

Quand vous ensemencez vos jardins, vous ne vous bornez pas à jeter les graines sur une terre quelconque. Si vous voulez faire une ample moisson, vous préparez le terrain, vous le rendez propre à la germination des graines.

Le même fait s'observe en pathologie ; le microbe, pour vivre, pour se développer, a besoin d'un terrain qui lui convienne, sans cela il végète. Dans l'espèce, le bacille de la tuberculose est heureusement difficile. Beaucoup d'organismes sont ensemencés, mais tous ne deviennent pas tuberculeux.

En médecine, on dit qu'il faut que l'individu soit prédisposé.

Il y a d'abord la prédisposition héréditaire. L'enfant né d'une mère ou d'un père tuberculeux, nait exceptionnellement tuberculeux. La rareté extrême de la tuberculose dans les premiers mois de la vie s'accorde mal avec l'hypothèse de son origine congénitale. Du reste, les expériences faites sur les animaux arrivent à la même conclusion.

S'il y a des familles dont les enfants sont décimés par la tuberculose, cela est dû à la contagion, venant des parents tuberculeux, et aux côtés desquels vivent continuellement les enfants.

Ce que l'enfant apporte en naissant, c'est un organisme débilité, né d'un organisme également débilité par la tuberculose. Cet organisme jeune, dont les moyens de défense sont alors réduits à néant, est destiné à être la proie de toutes les infections.

Cet état de déchéance organique ne s'observe du reste pas seulement dans la tuberculose, elle est transmise également par les ascendants atteints d'alcoolisme ou de syphilis.

En résumé, l'enfant naît tuberculisable et non tuberculeux, et vous verrez, quand nous étudierons la lutte contre la tuberculose, qu'il est possible de modifier favorablement ces terrains.

Indépendamment de cette prédisposition héréditaire, il y a une prédisposition acquise par l'individu.

Cette prédisposition est créée par les intoxications volontaires, comme l'alcoolisme, par les intoxications professionnelles par le plomb ou le chlore, et enfin par les maladies infectieuses : fièvre typhoïde, rougeole, variole, grippe, ou les maladies des voies respiratoires, « Rhumes négligés » le plus souvent.

L'organisme qui vient de lutter quelque temps contre ces infections ou ces intoxications, s'épuise vite et ne peut plus opposer à la tuberculose une résistance suffisante.

Ce manque de résistance est encore réalisé par l'exode rural vers les villes et le logement insalubre.

L'habitant de la campagne, qui va demander à la ville un salaire plus élevé, est un déraciné, qui végète les premières années de son séjour sur un nouveau sol, et qui est de ce fait exposé à tous les dangers.

Cette théorie est du reste affirmée par la statistique, sur 100 tuberculeux qui meurent à Paris, 31 y ont vu le jour et 69 sont nés hors de cette ville.

Vous dire que le logement insalubre ou surpeuplé est une cause d'affaiblissement de l'organisme est superflu Je vous ai dit que la tuberculose est une maladie de l'obscurité et cette obscurité, ce manque d'air, nous les observons dans le logement de l'ouvrier des villes.

Les foules, toujours plus à l'étroit, ne pouvant s'étaler en largeur, s'empilent en hauteur, dans des logements superposés, se disputant l'air et la lumière qui leur sont parcimonieusement distribués.

M. Bertillon, directeur du Bureau de la Statistique municipale de la Ville de Paris, nous apprend qu'il existe dans cette ville 80,000 logements de deux pièces, abritant 364,000 personnes, soit une moyenne de 5 habitants par logement, et 50,321 logements d'une seule pièce, habités par 178,000 personnes, c'est-à-dire qu'une seule pièce, servant de cuisine, de salle à manger et de chambre à coucher, abrite 4 personnes.

Enfin, chose qui vous paraîtra singulière, monstrueuse même, il existe encore en France 200,000 maisons, dépourvues de fenêtres.

Comment pouvez-vous admettre que tous ces déshérités, parqués à la façon du bétail, ne s'étiolent pas rapidement !

Soyons encore satisfaits, si la femme épuisée par cette vie de claustration et par des grossesses qui se suivent de près, incapable de s'occuper du ménage, ne fasse d'un logis précaire un taudis, qui répugnera au mari, aux enfants et les conduira au cabaret. L'alcoolisme se surajoutant à la misère physiologique, la tuberculose s'installera en maîtresse dans ces familles.

Les administrations publiques ne réalisent-elles pas souvent ce surpeuplement, voire même ce taudis, en entassant les uns sur les autres, comme semble le faire à plaisir l'Administration des Postes, de malheureux employés, souvent transplantés de la campagne à la ville, et qui se contaminent entre eux, quand ils ne le sont pas par les crachats du public.

A ces causes de déchéance physique viennent enfin s'ajouter tous les efforts de notre vie intensive, et surtout de la lutte que nous devons soutenir à l'heure actuelle dans toutes les carrières, avec son surmenage physique, intellectuel, moral et tous ses déboires.

Comment lutte-t-on contre la Tuberculose ?

Vous devinez, maintenant, à quoi doit se réduire la lutte contre la tuberculose : Détruire le bacille. Fortifier le terrain.

On anéantit le microbe d'abord en guérissant les tuberculeux, quand cela est possible, c'est-à-dire dès l'apparition des premiers accidents ; et surtout en stérilisant les produits de sécrétion, pus et crachats, puisque ce sont eux qui véhiculent le microbe.

Il n'y a pas de traitement spécifique de la tuberculose. On n'a pas encore découvert de sérum capable soit de guérir cette infection, soit d'en protéger.

Vraisemblablement cette question sera solutionnée, mais les études en seront encore longues.

Pas plus que le sérum de Koch, le sérum de Behring, sur lequel on avait fondé de grandes espérances, n'est capable de guérir la tuberculose. On avait cru, pendant quelque temps, à la suite d'expériences faites à Melun sur une série de bœufs, qu'il vaccinait contre la tuberculose, mais des constatations faites ultérieurement ont démontré l'insuccès de cette méthode.

Peu ou pas de médicaments. Juste ce qu'il faut pour rendre à l'organisme une vitalité plus grande qui lui permette de résister à l'infection, à cela se borne la médication antituberculeuse.

Par contre, toute une série de mesures hygiéniques qui ont pour but d'aider l'organisme à concentrer tous ses efforts contre le bacille.

Le repos au lit ou sur une chaise longue, repos entrecoupé, suivant les indications, de courtes promenades. La vie au grand air, à la campagne si possible, loin de la poussière des villes, réalisée pendant la journée par le séjour au dehors, à l'abri du vent, et la nuit, dans une chambre continuellement aérée.

Des repas réguliers, copieux ; mais pas de suralimentation excessive. Car, mal dirigée, la suralimentation aboutit à la dyspepsie, et fait d'un tuberculeux digérant bien, un tuberculeux ne pouvant rien digérer, et partant, incapable de résister.

Ce qu'il faut trouver, c'est une ration d'entretien à laquelle puisse s'ajouter une ration de guérison, mais tout cela en variant bien les aliments et en s'abstenant d'une monotonie trop grande dans le choix des mets.

A cette occasion, on vante beaucoup la viande crue. Excellente quand le foie et le rein fonctionnent bien, elle intoxique facilement ceux dont ces organes sont un tant soit peu adultérés et détermine chez eux des lésions artérielles.

La désinfection des crachats vient compléter ce traitement.

Le tuberculeux doit éviter de cracher par terre ou dans un mouchoir, non seulement dans l'intérêt de ceux qui vivent à ses côtés, mais aussi dans son propre intérêt. Que lui sert-il en effet d'expectorer des bacilles, s'il les laisse se dessécher et réintégrer leur lieu d'origine mélangés qu'ils sont aux poussières de l'air qu'il respire.

Le tuberculeux doit cracher dans un crachoir. On a préconisé dans ce but toute une série de modèles : le crachoir fixe, le crachoir de poche, se réduisant tous à un vase, muni d'un couvercle, et rempli d'un liquide antiseptique, et dont on fait bouillir le contenu à la fin de la journée.

Les crachoirs remplis de sciure même mouillée sont détestables, parce que les mouches ou les animaux peuvent absorber les crachats.

Un moyen très simple consiste à faire cracher le tuberculeux dans des serviettes de papier de 10 centimètres de côté. On met ces serviettes chaque fois qu'elles ont servi dans une boite en fer blanc et à la fin de la journée on les brûle toutes dans la boite.

Tel est, rapidement exposé, le traitement du tuberculeux à domicile.

La question de l'hospitalisation des tuberculeux est très délicate. Elle a été agitée à la Société Médicale des Hôpitaux de Paris, quand une circulaire ministérielle de 1905 a décidé l'isolement des tuberculeux.

Sans doute la présence de tuberculeux dans une salle où se trouvent des convalescents de fièvre typhoïde, de grippe, de pneumonie, est un danger, et leur isolement est admissible. Mais il est inadmissible, si les tuberculeux sont groupés les uns contre les autres dans des salles communes, comme il n'est possible que de le faire, dans des hôpitaux qui n'ont pas été bâtis pour la destination nouvelle qu'on leur impose.

Mettre ensemble des tuberculoses ouvertes, c'est favoriser les infections secondaires, c'est exposer ces malheureux à la supertuberculisation. Au point de vue moral, c'est infliger à ces infortunés le plus dur et le plus cruel des supplices ; ces incurables verront leurs voisins succomber les uns après les autres, et se demanderont avec terreur quand leur tour viendra.

Il faudrait, comme cela existe du reste, à l'Hôpital Pasteur, pratiquer l'isolement individuel, réalisé par l'hôpital cellulaire, c'est-à-dire celui dont les salles sont divisées en autant de compartiments qu'il y a de de lits et séparés les uns des autres par des cloisons.

C'est à cette seule condition qu'on puisse concevoir l'hôpital des tuberculeux.

Quant aux résultats obtenus, l'hôpital peut améliorer les tuberculoses fermées ; mais il est à redouter qu'il ne marque ces malades d'une tare indélébile et qu'à leur sortie, ils ne puissent plus, traités comme des parias, retrouver la place qu'ils occupaient.

Question de sentiment, direz-vous. Soit, mais le jour où le sentiment aura disparu d'ici-bas, l'homme sociable disparaitra à son tour.

En résumé, l'hôpital peut, dans une certaine

mesure, restreindre la contagion, mais il n'a guère de chance de réaliser les conditions hygiéniques indispensables, s'il n'est pas hors des grandes villes et aménagé pour abriter des tuberculeux.

Ce desideratum m'amène à la question du sanatorium.

Ce mot sanatorium vient du latin *sanare*, qui signifie guérir. On l'emploie pour désigner des établissements hygiéniques, où des malades et des gens faibles de la poitrine viennent faire des cures prolongées, afin de se guérir ou de se fortifier.

C'est une grande maison de famille, à la campagne, bien abritée des vents du Nord, où, sous une direction médicale immédiate, sont réalisées les conditions hygiéniques et prophylactiques indispensables à la cure d'air, de repos et d'alimentation.

Une grande régularité, une discipline très sévères président à cette cure.

Le jour, les malades reposent sur des chaises longues, dans de grandes galeries, bien protégées du vent. Les basses températures ne sont pas une contre indication à ce séjour. Dans les sanatoriums de Norvège, on fait des cures d'air par 25° au-dessous de 0.

La nuit les malades habitent des chambres, dépourvues de tentures, et dont les fenêtres restent constamment d'abord entr'ouvertes, puis ouvertes.

Les repas sont pris en commun, sous la surveillance du médecin directeur, qui se rend compte de l'appétit de ses malades.

Les linges sont désinfectés à l'étuve avant d'être lessivés.

Enfin les crachats sont minutieusement détruits. Tout malade porte sur lui un crachoir ; défense absolue est faite, sous peine d'expulsion immédiate, de cracher soit par terre, soit dans un mouchoir.

Il y a en France un assez grand nombre de sanatoriums populaires ; les plus voisins de nous sont, pour les enfants, ceux de Berck, et pour les adultes ceux d'Angicourt et de Bligny (Seine-et-Oise), près d'Orsay.

Ce dernier est dû à la générosité de quelques philhanthropes, le second a été créé par la ville de Paris.

Quels sont les avantages de ces sanatoriums? et quels en sont les inconvénients? Au point de vue de la cure, ils sont parfaits, si le tuberculeux est soigné au début de son mal.

Mais combien d'infortunés en sortent se croyant guéris, reprennent le travail et retombent ensuite?

Au point de vue prophylactique, leur rôle est également bon. Ils éloignent d'abord le tuberculeux de sa famille, ils lui donnent surtout. durant son séjour, d'excellents principes d'hygiène qu'il continuera de suivre pour ne pas contaminer les siens ou ses compagnons d'atelier.

L'inconvénient capital du sanatorium est qu'il ne peut et ne pourra jamais s'appliquer qu'au traitement d'un nombre forcément restreint de malades. Un sanatorium coûte cher à édifier, le lit au sanatorium d'Angicourt revient à 6.000 fr., et il coûte également cher à entretenir. On a compté que si l'on voulait hospitaliser dans des sanatoriums 300.000 tuberculeux, la dépense totale reviendrait à un milliard huit cents millions, avec un budget annuel d'au moins 328 millions.

Limiter la lutte de la tuberculose au sanatorium est donc illusoire, puisqu'il n'est possible d'y soigner qu'une faible partie des tuberculeux. C'est comme si l'on voulait empêcher un arbre de pousser en se contentant chaque année d'en émonder quelques branches. Pour tuer cet arbre, ce sont les racines qu'il faut couper.

La défense sociale par la prophylaxie remplira ce but ; elle s'attachera à restreindre la contagion et à fortifier le terrain.

Je vous ai dit comment on restreignait la contagion dans le sanatorium, qui est une grande famille, je n'y reviendrai pas. Rappelez-vous-en seulement le principe essentiel : stérilisation des tuberculeux par la désinfection des crachats et du linge.

Peut-on appliquer à la collectivité ce mode de stérilisation? Oui certainement, et tel est le rôle des dispensaires de prophylaxie.

Le type le plus parfait du dispensaire de prophylaxie, est réalisé par celui que M. le Docteur Calmette a fondé à Lille et qui porte le nom de Dispensaire Emile Roux.

Le but de cette œuvre est de recruter le plus de tuberculeux possible. Les curables seuls sont envoyés dans un sanatorium et repris en charge par le dispensaire à leur sortie.

Elle assiste les autres tuberculeux et leur procure les moyens d'achever leur existence sans nuire à leur entourage, sans semer la contagion et la misère autour d'eux, grâce à une éducation méticuleusement donnée.

L'édifice comprend une salle d'attente pour les malades, des cabinets de consultations, un bureau pour les enquêteurs, une salle de gymnastique, un économat où sont distribués les aliments, une buanderie munie d'une étuve à désinfecter et une salle où on stérilise le lait destiné aux malades.

Le personnel comprend un ou deux médecins aidés de plusieurs enquêteurs. Quand un malade se présente, soit de lui-même, soit amené par l'enquêteur chargé de dépister les cas de tuberculose, le médecin l'examine, et s'il le reconnaît tuberculeux, l'accepte à la consultation du Dispensaire.

Il charge ensuite l'enquêteur de prendre des renseignements sur sa situation. Ce rôle de l'enquêteur est considérable. Homme du peuple, le plus souvent ancien tuberculeux guéri, il se présente dans les familles, s'inquiète de la santé des membres, de leurs besoins, de leur manière de vivre, de leurs ressources. Il visite les logements et s'informe des conditions hygiéniques de l'ouvrier et des œuvres qui s'intéressent à lui.

Muni de ces renseignements, le médecin détermine la nature des secours à donner (viande, œufs, vêtements, indemnité de loyer), et fixe au malade les époques auxquelles il devra se présenter à la consultation.

L'enquêteur continue à le visiter et profite de chacune de ses visites pour lui répéter ce qu'il doit faire.

Cette éducation par l'ouvrier enquêteur est beaucoup plus facile à faire qu'on ne le pense. La plupart des ouvriers retiennent bien et suivent ses conseils, parce qu'ils leur sont répétés par un camarade, qui d'abord a guéri, et qui ensuite appartient à leur classe sociale, connaissant leur misère et leurs besoins.

Le dispensaire complète son action, en prenant à sa charge la désinfection et le blanchissage du linge des familles assistées, ainsi que la désinfection périodique des logements.

C'est donc un dispensaire d'éducation antituberculeux, dans ce qu'elle a de plus rationnel et de plus scientifique. C'est un dispensaire de préservation sociale, puisqu'il cherche les foyers de tuberculose et qu'il les éteint en stérilisant complètement le logement de l'individu infecté.

Le coût de ses dépenses est relativement modique, puisque avec un budget de 30.000 fr. par an, ce dispensaire avait assisté, en mars 1903, 120 malades par jour, et blanchissait 55 malades par semaine.

Stériliser le crachat ne suffit pas pour nous protéger de la tuberculose, il faut que nos aliments, et principalement le lait qui sert exclusivement à nourrir l'enfant dans les premières années, soient privés de bacilles.

Quand un fermier consciencieux veut fournir un

lait non suspect de tuberculose, il fait inoculer à la tuberculine de temps à autre les vaches de son étable.

La tuberculine est, vous vous le rappelez, un bouillon de culture concentré, débarrassé des microbes qui y ont vécu et qui y ont sécrété des poisons et auquel on ajoute de la glycérine pour en assurer la conservation.

Quand on injecte une dose très minime de cette solution sous la peau d'une vache, elle présente rapidement des malaises et de la fièvre si elle est tuberculeuse, tandis qu'une vache saine ne réagit pas.

En attendant que cette pratique soit générale et obligatoire, et non facultative, il nous faut faire bouillir le lait quel qu'il soit. La laitière est avant tout une marchande qui cherche à écouler sa marchandise.

L'infection tuberculeuse par la viande n'est guère à craindre, d'abord parce qu'elle est une exception, et surtout parce que nos aliments ont toujours subi une cuisson supérieure à 80°.

Nous avons fait un grand pas dans la lutte antituberculeuse, car nous avons réduit, théoriquement du moins, la contagion à néant. Il nous reste à fortifier le terrain, à le rendre le moins tuberculisable possible.

Tout d'abord, on a organisé la lutte contre l'alcoo lisme, on a fondé des ligues qui ont montré les *méfaits de l'alcool*, et surtout des apéritifs.

On a ensuite essayé de faire participer à la cure de grand air, à la vie des champs, le plus grand nombre possible de prédisposés à la tuberculose.

Pour cela, on a fondé une série d'œuvres intéressantes, d'abord celle des *Jardins ouvriers*, imaginée par Madame Hervieu, fabricante de draps à Sedan, et propagée par le Docteur Lancry, de Dunkerque; et l'abbé Lemire, député du Nord.

Je n'ai point besoin d'insister sur les bienfaits de cette œuvre. Vous avez pu l'apprécier, et votre empressement à demander et à cultiver les 221 jardins de l'Office Central, est la meilleure preuve de votre bon sens.

La Caisse d'Épargne de l'arrondissement de Compiègne, en faisant édifier les groupes de *maisons ouvrières*, a su résoudre le problème du logement salubre, baigné d'air et de soleil.

On a fondé des *colonies agricoles*, et parmi celles-ci je vous citerai celle dont l'installation est la plus scientifique, la plus rationnelle, l'asile Pasteur, créé par le Dr Vaudremer de Cannes.

Les prédisposés y apprennent les travaux d'horticulture, de viticulture, de l'arboriculture, en un mot les travaux champêtres.

Le Dr Grancher a fondé, en 1903, *l'Œuvre de la protection de l'Enfance contre la Tuberculose*. Cette œuvre a pour but de placer à la campagne des enfants issus de parents tuberculeux, afin de faire disparaître la prédisposition héréditaire dont ils sont atteints.

Une œuvre qui s'est inspirée des mêmes principes, c'est *l'Œuvre des Colonies de vacances*. Ces colonies emmènent à la campagne, pendant toute la durée des vacances, les enfants chétifs des villes, prédisposés par leurs ascendants ou leur hygiène à la tuberculose.

Venant compléter les œuvres socales, existent en grand nombre des ligues, des sociétés, qui, par la propagande active qu'elles poursuivent, savent faire comprendre les dangers de la tuberculose, et arrivent à mobiliser les bonnes volontés et à provoquer des libéralités en faveur des institutions antituberculeuses.

Arrivé au terme de cet exposé sommaire et forcément incomplet de la lutte antituberculeuse, je vous demande la permission d'en tirer une conclusion en cherchant à voir ce que nous pouvons ou plutôt ce que nous devons faire.

La stérilisation du tuberculeux, tel est le principe qui domine toute la lutte mais qui peut mener à des actes regrettables.

Le phtisique, répète-t-on de tous côtés, nous contagionne sans cesse par ses crachats ; et la peur nous prenant, nous ne voulons plus du tuberculeux au milieu de nous.

Aussi assiste-t-on depuis quelque temps à l'exclusion progressive du tuberculeux hors de la société. On a commencé par lui interdire les salles communes des hôpitaux, puis les maisons de convalescence de l'Assistance publique, et enfin quelques grandes administrations.

C'est une énucléation complète, en fait logique, scientifique et rationnelle, puisqu'en supprimant le tuberculeux, elle supprime la contagion.

Mais qu'allons-nous faire de ces bacillaires chassés de partout et traqués comme des bêtes fauves ?

Sans doute quelques sanatoriums leur ouvriront leurs portes, sans doute quelques administrations prendront à leur charge le traitement de quelques vieux serviteurs, sans doute il y aura des hôpitaux transformés en asiles de tuberculeux ! Mais bâtir assez de sanatoriums, assez d'hôpitaux pour abriter tous les tuberculeux est un rêve irréalisable. L'âge d'or du tuberculeux, logé, nourri, choyé, ne sera jamais.

Le plus grand nombre de ces malheureux seront sans travail, sans pain, sans gîte, sans asiles, voués à la misère noire, véritables lépreux autour desquels se fera le vide.

Aussi, devons-nous demander pour eux, secours,

ailleurs qu'au sanatorium, et qu'à l'hôpital, où ne devraient être soignés que les tuberculeux fermés, c'est-à-dire susceptibles de guérir définitivement.

Il faut lutter contre la tuberculose en s'attaquant à ses racines.

Il faut faire une guerre acharnée au crachat et à l'alcool. Il faut obliger nos représentants au Parlement, à modifier les lois sanitaires en faveur du peuple, aussi bien celles qui concernent les logements insalubres, et qui ne donnent aucun droit aux municipalités, que celles qui ont trait à la surveillance du bétail destiné à l'alimentation ou à la production du lait.

L'épreuve par la tuberculine rendue obligatoire, l'assainissement obligatoire des logements, la déclaration obligatoire de la tuberculose, la désinfection obligatoire des logements habités par les tuberculeux, sauveraient plus d'existences et rendraient la France plus forte, que ne sauront le faire toutes les prétendues lois humanitaires dont on attend toujours les résultats bienfaisants.

Mais, Messieurs, ne voyez-vous pas que beaucoup de ces désiderata sont réalisés par les dispensaires de prophylaxie, qui savent en outre y joindre les secours en nature, et qui deviendront l'œuvre la plus puissante que nous aurons à opposer au fléau tuberculeux.

Enfin, dans votre sphère, ne vous est-il pas possible d'agir ?

Parmi vos amis, parmi vos compagnons de travail, les uns peuvent devenir malades, les autres malheureux, et la tuberculose pourra s'installer à leur foyer.

Ne pourrez-vous donc faire, dans une certaine mesure sans doute, ce que fait l'enquêteur du Dispensaire ? Ne pourrez-vous pas les visiter assez fréquemment ? Ne pourrez-vous pas leur faire comprendre qu'un malade, quel qu'il soit, ne doit pas cracher autre part que dans un vase rempli d'eau, sans risquer de s'infecter à nouveau ou d'infecter les siens ? Enfin si leurs ressources sont modiques, ne pourrez-vous pas les signaler aux œuvres de bienfaisance, qui feront leur possible pour leur venir en aide, après entente avec leur médecin ?

En accomplissant ces démarches vous accomplirez une œuvre humanitaire et de préservation sociale.

En sapant le mal dans ses racines, vous aiderez à l'évolution de la médecine qui de thérapeutique deviendra préventive.

Le médecin vivicole aura remplacé le médecin morticole.

L'âge d'or de l'humanité sera enfin venu !

808 Compiègne. — Imp. du Progrès de l'Oise, rue Pierre-Sauvage, 17.

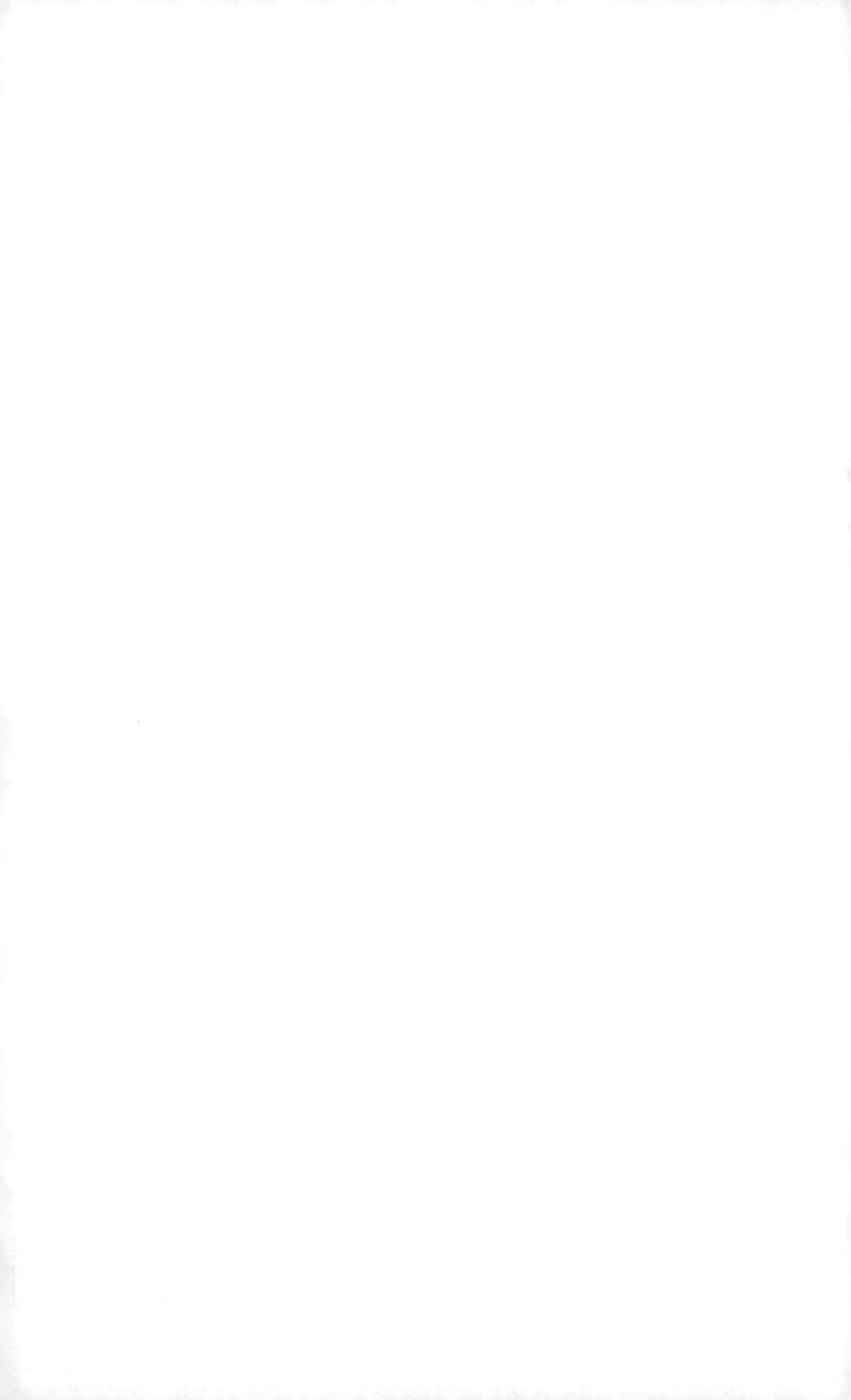

www.ingramcontent.com/pod-product-compliance
Ingram Content Group UK Ltd.
Pitfield, Milton Keynes, MK11 3LW, UK
UKHW012309240726
13966UKWH00004B/1754

9 782011 302878